Those Mean Nasty Dirty Downright Disgusting but... Invisible Germs

Esos Desagradables Detestables Sucios Completamente Asquerosos pero... Invisibles Gérmenes

Written by/Escrito por
Judith Anne Rice

Illustrated by/Ilustraciones de
Reed Merrill

Photographs by/Fotos de
Petronella J. Ytsma

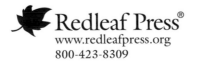
Redleaf Press®
www.redleafpress.org
800-423-8309

Published by Redleaf Press
10 Yorkton Court
St. Paul, MN 55117
www.redleafpress.org

First edition 1997
Illustrations by Reed Merrill
Photographs by Petronella J. Ytsma
Translation by Rodolfo G. Trujillo and Laura J. Westlund
Printed in the United States of America

Library of Congress Cataloging-in-Publication Data
Rice, Judith Anne, 1953-
   Those mean nasty dirty downright disgusting but—invisible germs /
written by Judith Anne Rice; illustrated by Reed Merrill = Esos
desagradables detestables sucios completamente asquerosos pero—
invisibles gérmenes / escrito por Judith Anne Rice; ilustraciones de
Reed Merrill.
      p. cm.
   Summary: A little girl, who accumulates germs on her hands during her busy
day, defeats them by washing her hands before meals.
   ISBN 978-1-884834-31-8 (alk. paper)
   1. Children—Health and hygiene—Juvenile literature. 2. Hand washing–
Juvenile literature. [1. Bacteria. 2. Viruses. 3. Health. 4. Cleanliness. 5. Hand
washing. 6. Spanish language materials—Bilingual.]   I. Merrill, Reed, ill.
II. Title.
RA777.R53 1997
13'.0432—dc21   97-9060
                                                                        CIP
                                                                         AC

Printed on acid-free paper   U23-12

This book is dedicated to
Reed, Rosemary, Emily and Benjamin Merrill
Sylvester and Theresa Eller
William and Lucille Rice
Beth Marie Schanzenbach
The Early Childhood Family Education Program

For their support and their commitment to the
health of children, special thanks to
Caroll Niewolny, PHN, MSN
Ramsey County Department of Public Health
Sue Schmid, PHN, MPH
Minneapolis Division of Environmental Health

Este libro está dedicado a
Reed, Rosemary, Emily y Benjamin Merrill
Sylvester y Theresa Eller
William y Lucille Rice
Beth Marie Schanzenbach
El Programa de Educación para Familias con Ni-
ños de Temprana Edad.

Un agradecimiento, especial para
Caroll Niewolny, PHN, MSN, del departamento de
Salud Pública del Condado de Ramsey y
para Sue Schmid, PHN, MPH, de la División de
Salud Ambiental de Minneapolis,
por su constante apoyo y dedicación
a la salud infantil.

Tenemos mucha suerte de vivir en un país que está a salvo de numerosas enfermedades infecciosas del pasado como la viruela, la fiebre tifoidea y el cólera. El control de estas enfermedades fue logrado por medio de varias medidas de salud pública, en las que se incluyen las vacunas y la prevención de la propagación de infecciones. Importante en esto último fue la purificación del agua y de la comida, y la eliminación sanitaria de los desechos humanos. Estos éxitos no fueron alcanzados con facilidad y nuestra generación debe mucho a aquéllos que realizaron esta labor.

Ha sido más difícil controlar las enfermedades infecciosas que se transmiten a través del contacto directo. Para la prevención de este tipo de infecciones es necesario desarrollar hábitos de higiene personal. Este libro es una introducción a la higiene personal de una manera científica que toma en consideración las habilidades emocionales de los niños más pequeños.

Jack M. Gwaltney Jr., MD
Profesor de Medicina Interna
Director, División de Epidemiología y Virología
Escuela de Medicina de la Universidad de Virginia

We are fortunate to live in a land that is free of many
of the serious infectious diseases of the past, such as
smallpox, typhoid fever, and cholera. The control of
these diseases was achieved through public health
measures, which included vaccines and the prevention
of spreading infection. Important in the latter were the
purification of water and food and the safe disposal
of human wastes. These successes were not achieved
easily, and our generation owes much to those who
did this work.

It has proved even more difficult to control infections that are spread by personal contact. In these
infections, good personal hygiene plays an important
role in control. This book introduces the subject of
personal hygiene in a way that is scientifically sound
and relevant to the abilities and motivational capacity
of the small child.

Jack M.Gwaltney Jr., MD
Professor of Internal Medicine
Head, Division of Epidemiology and Virology
University of Virginia School of Medicine

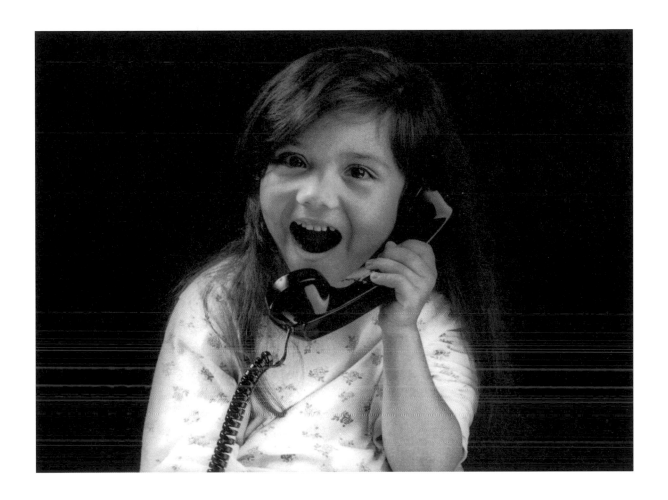

This is Rosa. She is five years old.
One day when she was at school...

Esta es Rosa. Ella tiene cinco años de edad. Un día cuando ella estaba en la escuela...

painting the most beautiful rainbow, a mean, nasty, dirty, downright disgusting but invisible germ got on her hand. The kind of germ that can give you an earache.

And if you could see it, maybe
it would look like...

pintando un arcoiris muy hermoso, un desagradable, detestable, sucio, completamente asqueroso, pero invisible germen llegó a su mano. El tipo de germen que te puede dar dolor de oído.

Y que si pudieras verlo, probablemente
se vería como...

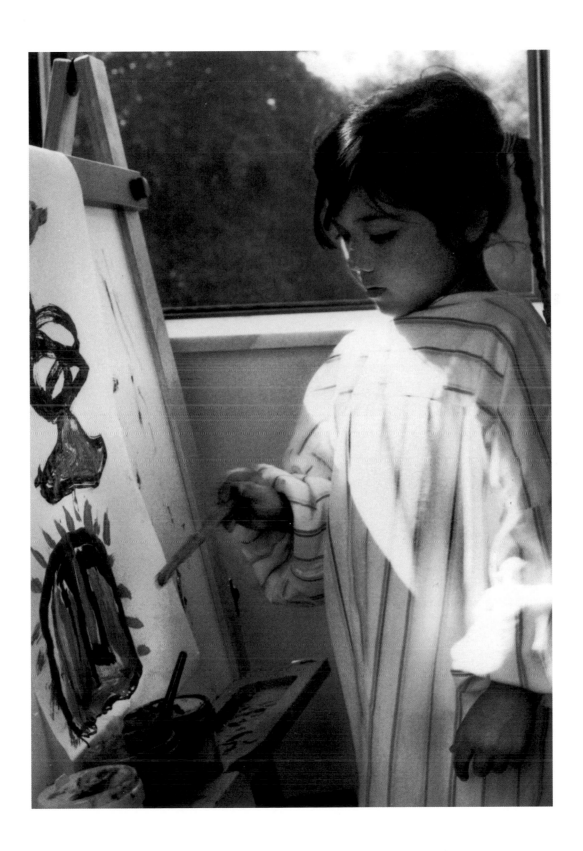

This!

¡Esto!

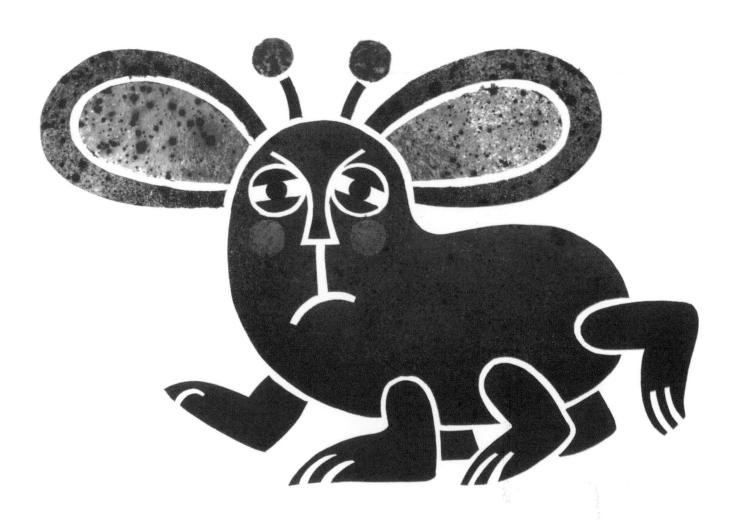

The next germ came along while Rosa was building a space station with wooden blocks. It was a mean, nasty, dirty, downright disgusting but invisible germ. The kind of germ that can give you a headache. And if you could see it, maybe it would look like...

El siguiente germen llegó mientras Rosa estaba construyendo una estación espacial con bloques de madera. Era un desagradable, detestable, sucio, completamente asqueroso pero invisible germen. El tipo de germen que te podría causar un dolor de cabeza. Y que si pudieras verlo, probablemente se vería como...

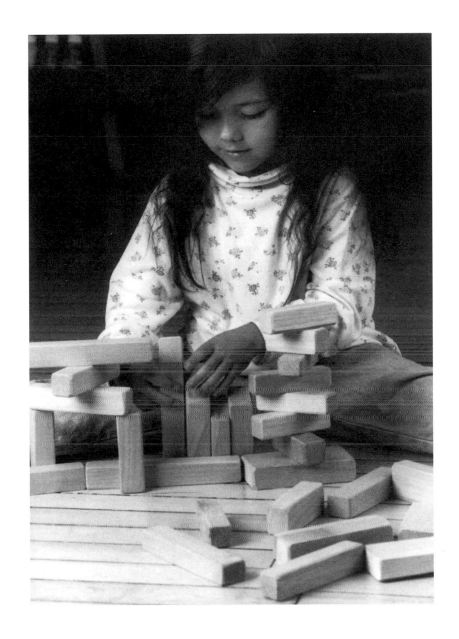

This!
¡Esto!

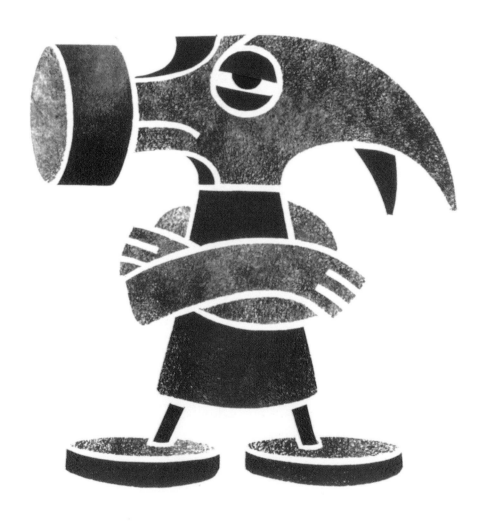

While Rosa was reading the most interesting story, a mean, nasty, dirty, downright disgusting but invisible germ got on her hand. The kind of germ that can give you a sore throat. And if you could see it, maybe it would look like...

Mientras Rosa estaba leyendo una historia de lo más interesante, un desagradable, detestable, sucio, completamente asqueroso pero invisible germen llegó a su mano. El tipo de germen que puede causarte dolor de garganta. Y que si pudieras verlo, probablemente se vería como...

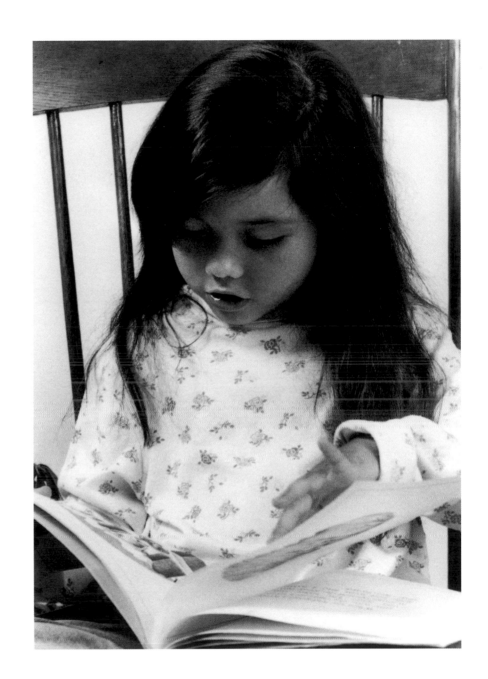

This!
¡Esto!

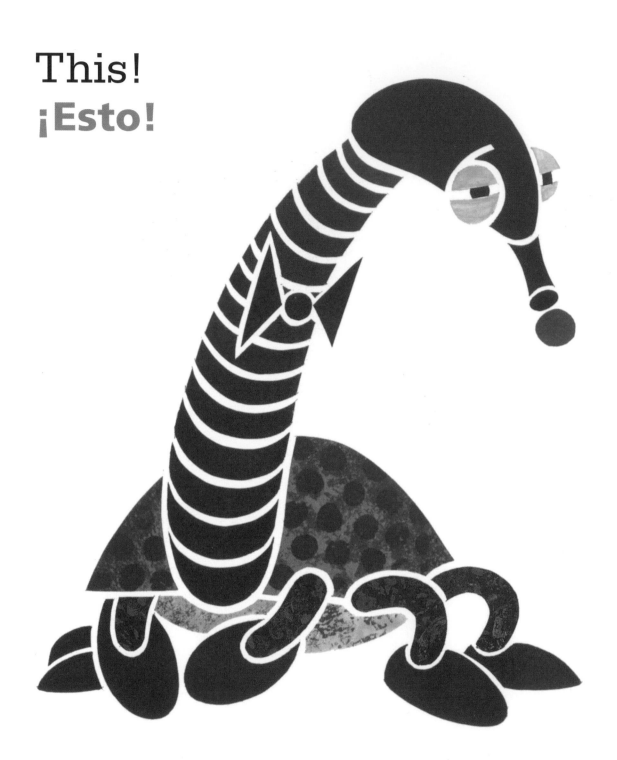

Next, Rosa was pretending to be all grown up, when a mean, nasty, dirty, downright disgusting but invisible germ got on her hand. The kind of germ that can give you a temperature. And if you could see it, maybe it would look like...

Enseguida, Rosa estaba jugando a que ella era grande, cuando un desagradable, detestable, sucio, completamente asqueroso pero invisible germen llegó a su mano. El tipo de germen que podría darte fiebre. Y que si pudieras verlo, probablemente se vería como...

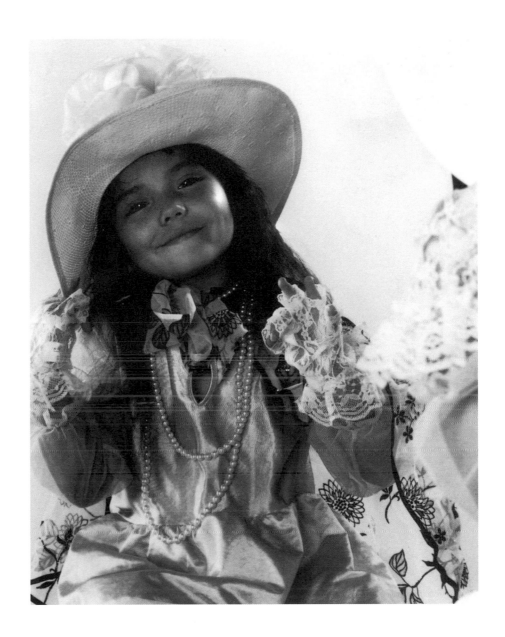

This!
¡Esto!

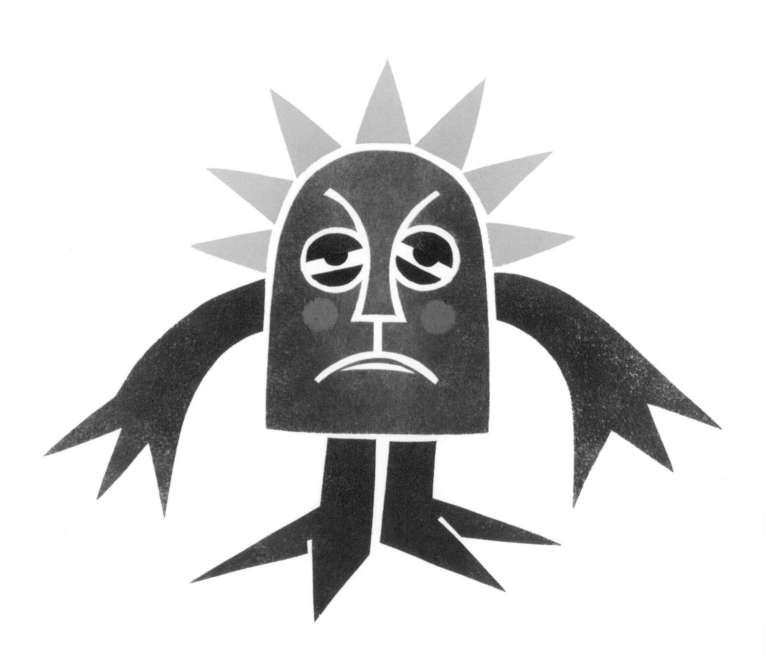

Then, last but not least, the worst, most horrible, mean, nasty, dirty, downright disgusting but invisible germ of all got on her hand while she was driving her truck to Alaska. It's the kind of germ that makes you throw up! And if you could see it, it might look like...

Después el último, pero no menos malo; el peor, un desagradable, detestable, sucio, completamente asqueroso pero invisible germen llegó a su mano mientras manejaba su camión a Alaska. ¡Este es el tipo de germen que te hace vomitar! Y que si pudieras verlo, probablemente se vería como...

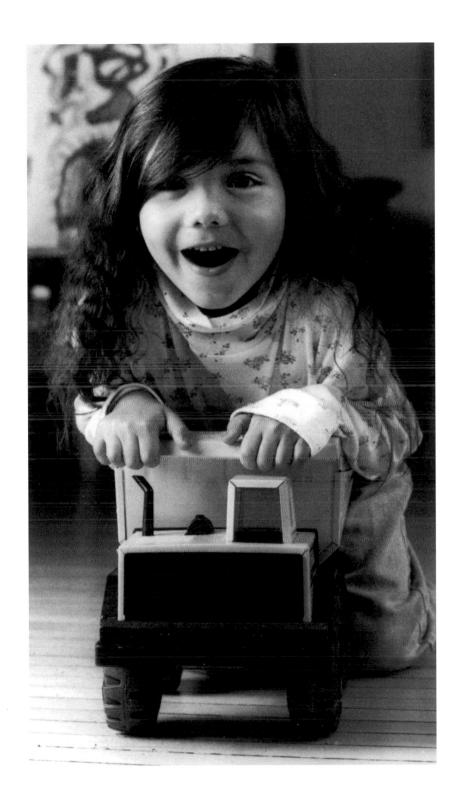

This!

¡Esto!

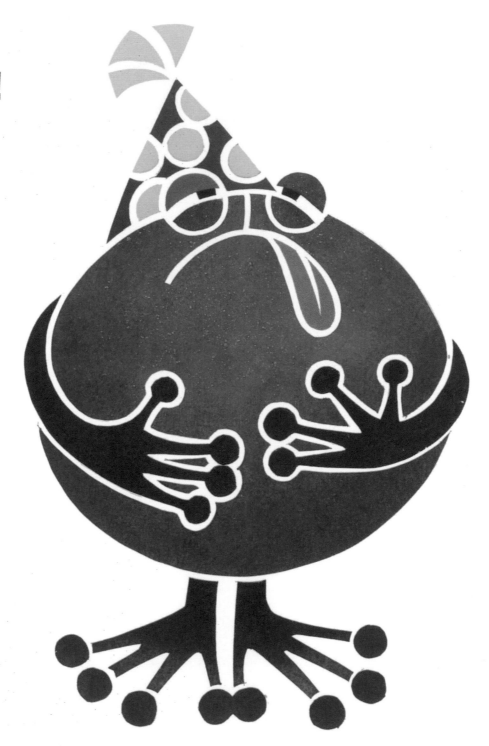

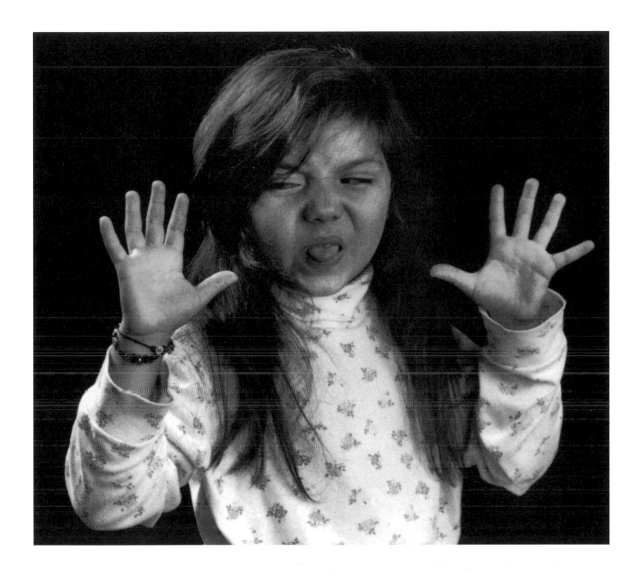

Now Rosa's hands were covered with mean, nasty, dirty, downright disgusting but invisible germs.

Thank goodness Rosa knows what all of us need to know—how to get RID of germs.

Ahora las manos de Rosa estaban cubiertas con estos desagradables, detestables, sucios, completamente asquerosos pero invisibles gérmenes.

Menos mal que Rosa sabe lo que todos necesitamos hacer—para DESHACERNOS de estos gérmenes.

Before lunch, Rosa washed her hands with lots of soap and water.

She couldn't hear them, but while she rubbed and scrubbed, rinsed and rubbed...

"Yikes!" screamed the germ that can give you an earache, as it went swirling, whirling down the drain.

"Foiled again!" shouted the germ that can give you a headache, as it went swirling, whirling down the drain.

Antes de almorzar, Rosa se lavó las manos con mucho jabón y agua.

Ella no podía oírlos, pero mientras se frotaba y se fregaba las manos, se enjuagaba y se frotaba y se fregaba las manos...

"Chispas" gritaban los gérmenes que podrían darte un dolor de oído, mientras se iban en un remolino dando vueltas por el drenaje.

"Frustrados otra vez" exclamaban los gérmenes que podrían darte un dolor de cabeza, mientras se iban en un remolino dando vueltas por el drenaje.

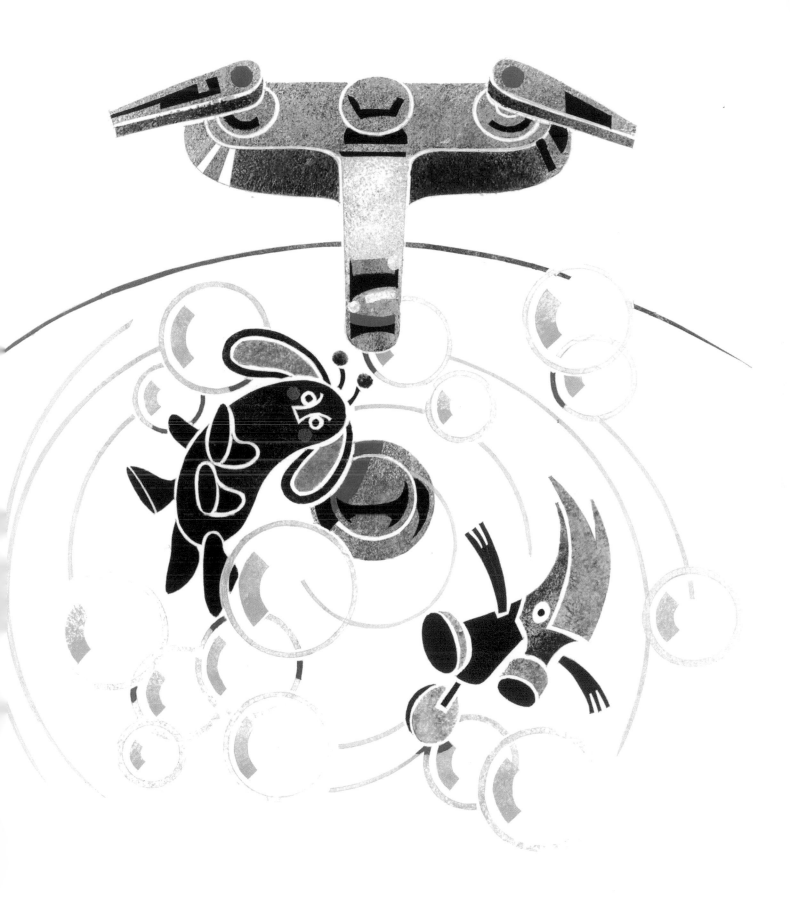

"Whoa...haa...ah!" cried the germ that gives you a sore throat, as it went swirling, whirling down the drain.

"Oh no!" steamed the germ that gives you a fever, as it went swirling, whirling down the drain.

"¡Whoa...haa...ah!" lloraban los gérmenes que podrían infectarte la garganta, mientras se iban en un remolino dando vueltas por el drenaje.

"¡Oh no!" hervían los gérmenes que podrían darte una fiebre, mientras se iban en remolino dando vueltas por el drenaje.

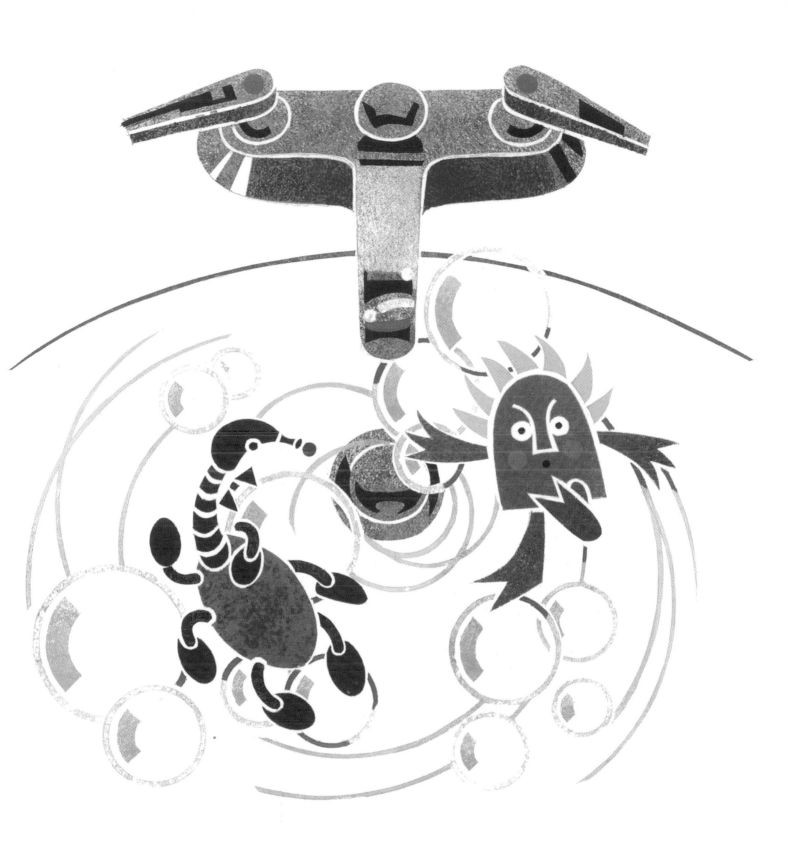

Now, do you think that was the end of all those horrible germs???

Oh, no...

There was one germ left behind. The meanest, nastiest, dirtiest, downright disgustingest but most invisiblest germ of all. The germ that makes you throw up!

It was hiding out in the palm of Rosa's hand.

Ahora, ¿crees que esto fue el fin de todos esos horribles gérmenes?

Oh, no...

Todavía quedaba un germen. El malísimo, el más detestable, el más sucio, el más completamente asqueroso, pero más invisible germen de todos. ¡El que te hace vomitar!

El estaba escondiéndose sobre la palma de la mano de Rosa.

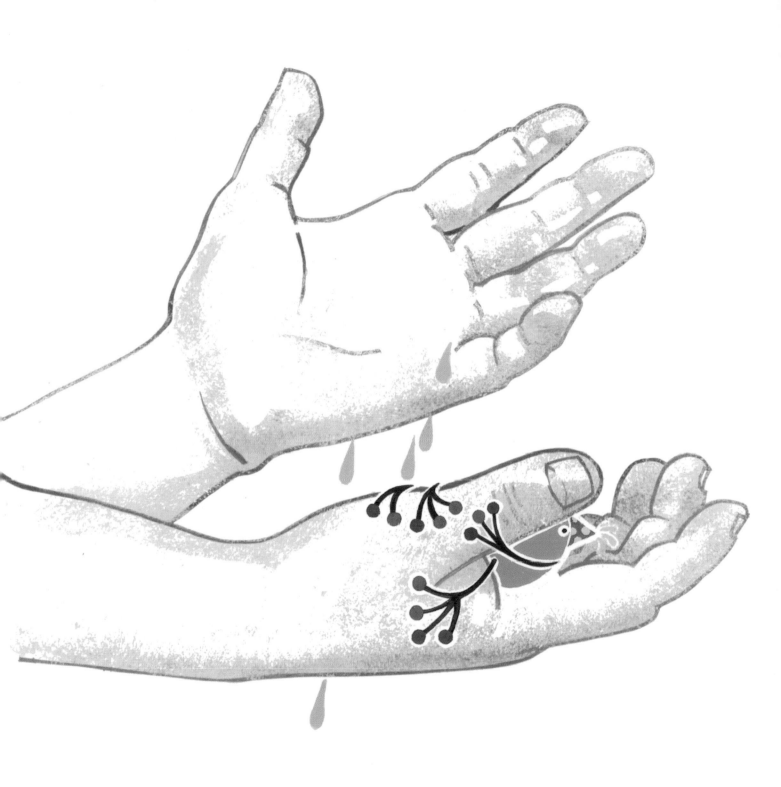

Germs like wet places, and Rosa's hands were wet from washing.

Germs like warm places, and our bodies are always warm.

But being the wonderfully intelligent child that Rosa is, she knew all about what germs like.

A los gérmenes les gustan los lugares húmedos, y las manos de Rosa estaban húmedas después de lavárselas.

A los gérmenes les gustan los lugares tibios, y nuestros cuerpos están siempre tibios.

Pero desde el principio, como lo maravillosa e inteligente que es, Rosa sabía todo acerca de los gérmenes.

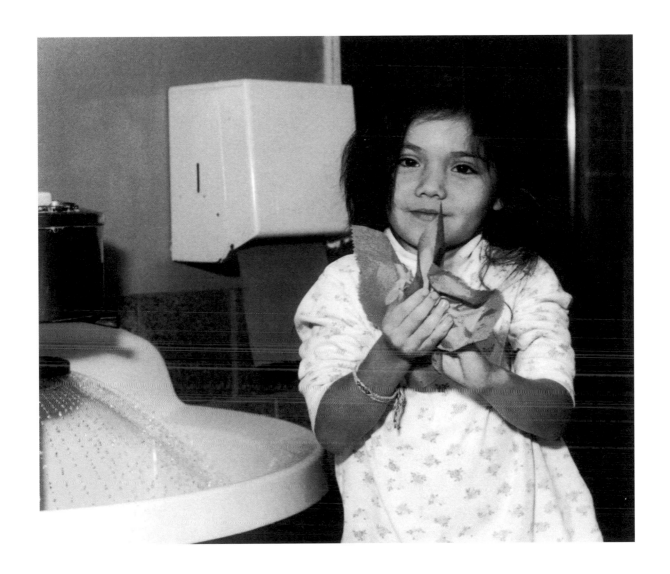

So she carefully dried her hands.

Ella se secó las manos con mucho cuidado.

She couldn't hear it, but the germ that makes you throw up said, "I'll be back!" as Rosa threw it into the wastepaper basket.

Then Rosa picked up her peanut butter and banana sandwich with her clean, germ-free hands, took a bite, and said, "Simply delicious!"

Ella no podía oírlo, pero el germen que te hace vomitar dijo, "¡Regresaré!" así pues Rosa lo tiró dentro del bote de la basura.

Entonces Rosa tomó su pan con mantequilla de cacahuate y plátano con sus manos limpias y libres de gérmenes, comió un poco y dijo, "¡Qué rico!"

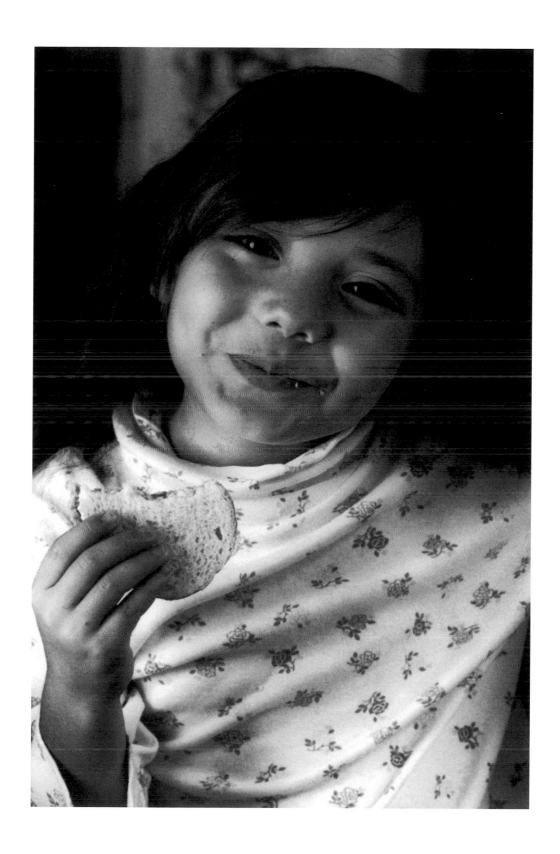

And even though she knew that all those mean, nasty, dirty, downright disgusting but invisible germs would be back, Rosa felt safe and happy because she knew what you need to know.

Y desde entonces, aunque ella sabía que todos esos desagradables, detestables, sucios, completamente asquerosos, pero invisibles gérmenes regresarían, Rosa se sintió feliz y segura porque ella ya sabía lo que tú necesitas saber.

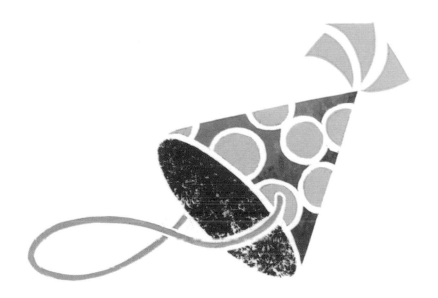

Hand washing gets RID of germs.

Lavándonos las manos nos DESHACEMOS de los gérmenes.

Hand Washing: For Your Information

Young children are at increased risk for contracting infectious diseases for many reasons:
- When grouped together, they are exposed to many new germs
- Their immune systems are not fully developed to fight germs
- They do not have complete control of their body fluids that contain germs
- They have personal habits that spread germs, such as thumb-sucking, putting things in their mouths, and rubbing their eyes

Hand washing is the least expensive, most effective way to prevent the spread of germs. Studies have shown that caregivers who teach and model good hand washing can reduce illness by 50%.

Teach children to wash their hands:
- Before and after eating, and after using the toilet
- After playing outside and after playing with pets
- After blowing their noses
- Whenever their hands look, feel, or smell unclean

When washing hands, children should:
- Wash for 20 seconds, using warm running water and liquid soap
- Scrub palms, backs, between fingers, fingernails, wrists, and thumbs
- Turn off the faucet with a paper towel to avoid recontamination
- Thoroughly dry hands, preferably with a paper towel or blow-dryer

In addition, children should keep fingernails short and clean and use hand lotion to prevent dry, cracking skin.

Manos Limpias: para su información

Los niños están más propensos a contraer enfermedades infecciosas porque:
- Están expuestos a muchos gérmenes nuevos cuando están en grupos
- Su sistema inmunológico no está todavía lo suficientemente desarrollado para combatir los gérmenes
- No tienen todavía un completo control sobre los fluidos del cuerpo, los cuales contienen gérmenes
- Tienen ciertos hábitos, como chuparse el dedo, ponerse cosas en la boca y refregarse los ojos, que aumentan la propagación de gérmenes.

Lavarse las manos es la forma más barata y más efectiva para prevenir la propagación de gérmenes. Varios estudios han demostrado que si se les enseña a los niños a lavarse las manos, las enfermedades se pueden reducir en un 50%.

Enseñe a los niños a lavarse las manos:
- Antes de comer y después de ir al baño
- Después de jugar fuera de la casa o con alguna mascota
- Después de sonarse la nariz
- Cada vez que sus manos se sienten o se vean sucias, o tengan mal olor

Cuando se laven las manos, los niños deben:
- Lavarlas por 20 segundos usando agua tibia (que esté corriendo) y jabón líquido
- Frotarse las palmas, el reverso de la palma, entre los dedos, las uñas, las muñecas, y el pulgar
- Usar una toalla de papel para cerrar la llave del agua para evitar la recontaminación
- Secarlas completamente, preferentemente con toalla de papel o secadora de aire

Use crema para las manos para prevenir resequedad, que se quiebre la piel, y mantenga las uñas cortas y limpias.